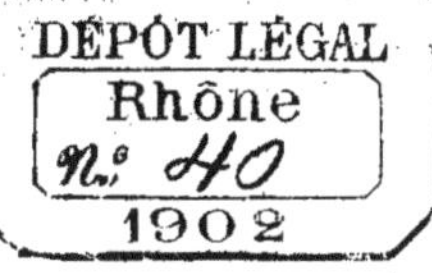

Dʳ Gustave BUMAT

Contribution à l'étude

des

Paralysies oculaires

d'origine toxique

(Paralysie d'origine saturnine et alcoolique)

LYON. — IMP. A. REY

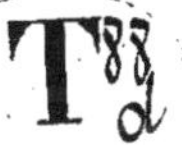

CONTRIBUTION A L'ÉTUDE

DES

PARALYSIES OCULAIRES

D'ORIGINE TOXIQUE

(Paralysies d'origine saturnine et alcoolique)

CONTRIBUTION A L'ÉTUDE

PARALYSIES OCULAIRES

D'ORIGINE TOXIQUE

(PARALYSIES D'ORIGINE SATURNINE ET ALCOOLIQUE)

PAR

Le Dr Gustave BUMAT

❦

LYON

A. REY & Cie, IMPRIMEURS-ÉDITEURS DE L'UNIVERSITÉ

4, RUE GENTIL, 4

1901

A LA DOULOUREUSE MÉMOIRE DE MA MÉRE

A MA GRAND'MERE

*Témoignage de reconnaissance et de grande
affection pour sa constante bonté.*

A MON PÈRE

A TOUS CEUX QUI ME SONT CHERS

A mes Parents, Amis et Camarádes qui m'ont donné des marques d'affection sincère et de franche amitié, à tous ceux qui m'ont témoigné quelque sympathie, je dédie ces quelques pages comme un faible hommage de ma profonde reconnaissance.

Avant de quitter Lyon, je tiens à remercier mon ami Armand Corolleur, élève de l'École Centrale, de l'accueil charmant que j'ai trouvé dans sa famille et dont le souvenir restera parmi les meilleurs que j'emporterai de cette ville.

G. B.

A mon Président de Thèse

Monsieur le Professeur GAYET

Professeur de Clinique ophtalmologique,
Chevalier de la Légion d'honneur.

A Monsieur le Docteur AURAND

Chef des Travaux du Laboratoire de la Clinique ophthalmologique.

INTRODUCTION

On connaît depuis fort longtemps déjà les paralysies qui surviennent au cours des grandes intoxications, et nombre d'auteurs en ont donné des descriptions complètes, en ont signalé les caractères et les symptômes cliniques. On sait qu'elles affectent tout particulièrement les muscles des membres et qu'à une intoxication donnée correspond presque toujours une marche spéciale ; tantôt le poison frappe au début les muscles de l'avant-bras, tantôt ce sont, au contraire, les extenseurs du pied qui commencent la série des troubles paralytiques. Puis, l'impotence musculaire s'étend et se généralise, gagne l'abdomen et le thorax ; enfin, la face elle-même n'échappe pas toujours à l'atteinte du toxique. Tous les muscles peuvent être frappés et, non seulement dans les formes généralisées, mais isolément, avec une fréquence variable, il est vrai, la paralysie constituant parfois des localisations rares sur des groupes spéciaux.

La paralysie des muscles de l'œil constitue une de ces raretés, mais on l'a rencontrée au cours du saturnisme et de l'alcoolisme comme en témoignent les auteurs qui se sont occupés de ces questions et citent cette localisation, sans s'y arrêter, d'ailleurs, pour la plupart.

Des observations isolées, publiées, de temps en temps, en France et à l'étranger, viennent jeter un jour sur cette question si intéressante, puisqu'elle compromet une fonction aussi importante que celle de la vue.

C'est M. le Dr Aurand, chef du laboratoire de M. le professeur Gayet, qui nous donna l'idée de rassembler ce qui a été publié sur cette question et d'en présenter une étude d'ensemble.

Nous avons réuni un certain nombre d'observations de paralysies des muscles de l'œil survenues au cours des intoxications saturnine et alcoolique, éparses dans les travaux des auteurs ou publiées isolément. Nous en avons également trouvé quelques-unes, recueillies à la clinique de M. le professeur Gayet ou par M. le Dr Aurand.

Nous tâcherons, après un court aperçu historique et quelques notions étiologiques, d'en présenter la symptomatologie. Nous verrons quelles sont les principales formes cliniques, les moyens de diagnostic que nous possédons, enfin, quel est le pronostic et le traitement de ces paralysies.

Pendant trois années, nous avons suivi, avec un grand intérêt, le service de M. le professeur Gayet. Nous y avons acquis les premières connaissances d'une science qui a présenté pour nous un charme particulier. Nous tenons à remercier ce maître éminent de ses savantes leçons. Il nous fait aujourd'hui l'honneur de présider notre thèse. Nous l'en remercions vivement et le prions de croire à notre profonde reconnaissance.

Nous tenons également à assurer de notre gratitude M. le D' Aurand, chef du laboratoire d'ophthalmologie, qui nous a donné l'idée de ce travail et nous a prodigué avec tant d'amabilité ses renseignements et ses conseils.

CONTRIBUTION A L'ÉTUDE

DES

PARALYSIES OCULAIRES

D'ORIGINE TOXIQUE

(Paralysies d'origine saturnine et alcoolique)

CHAPITRE PREMIER

HISTORIQUE

En 1875, M. le professeur Renaut cite comme pouvant se présenter du côté de l'organe de la vue, dans l'intoxication saturnine chronique : le strabisme, la chute des paupières, les troubles de l'accommodation, symptômes d'altérations du système nerveux périphérique ou central. Stellwag (von Carion) avait signalé, le premier, l'existence de la paralysie de l'accommodation dans l'empoisonnement par le plomb.

Les accidents oculaires, chez les saturnins, étaient donc connus, quand M. Galezowski en présenta en 1877 une étude d'ensemble et s'occupa notamment des paralysies. Il en établit une classification et distingua : les paralysies isolées, les paralysies complexes et les paralysies de l'accommodation.

Mme Déjerine-Klumpke, en 1889, à propos des polynévrites à forme de paralysie générale spinale antérieure subaiguë, que l'on rencontre dans certaines intoxications (plomb, alcool), après avoir énuméré les symptômes moteurs et sensitifs le plus fréquemment observés, note les formes plus rares où les nerfs crâniens sont atteints : « On a signalé la paralysie des nerfs moteurs de l'œil, le strabisme, le nystagmus, la dilatation pupillaire ou bien le myosis. » L'auteur mentionne également dans les formes sensitives des polynévrites qui peuvent être d'origine toxique, la présence de paralysies oculaires qui, coïncidant avec des douleurs fulgurantes, des troubles de la sensibilité et le signe de Romberg, viennent offrir le tableau de l'ataxie locomotrice et augmenter les difficultés d'un diagnostic hésitant.

Dans sa thèse, sur les *Recherches cliniques sur les paralysies des muscles de l'œil*, M. de Mello-Viana dit que l'on a vu les paralysies oculo-motrices faire quelquefois partie du syndrome clinique de certaines intoxications (saturnisme, alcoolisme) et rappelle la possibilité de modifications de la pupille et de troubles de l'accommodation. Il publie une observation d'opthalmoplégie totale double chez un saturnin, mais ce malade étant syphilitique, l'étiologie de la paralysie observée n'était, par suite, pas assez nette pour qu'on pût l'attribuer sans hésitation à l'intoxication plombique.

Quelques années plus tard, en 1897, Mannaberg présente à la Société império-royale de médecine de Vienne une jeune femme atteinte de névrite saturnine des nerfs crâniens, en particulier du moteur oculaire commun du côté droit.

M. Folker, examinant des saturnins dans un distric

de poteries et éliminant les cas où d'autres toxiques que le plomb auraient pu jouer un rôle, présente en 1898, un malade souffrant de diplopie et de troubles divers du côté de la vision. Puis de Lantsheere-Blyckaerts, faisant observer que les auteurs recherchent plutôt l'amblyopie que les troubles des mouvements de l'œil, constate chez des intoxiqués par le plomb des insuffisances musculaires, du strabisme et des paralysies.

Ce sont là des accidents qui se retrouvent dans la plupart des grandes intoxications et les auteurs qui les ont signalés chez les saturnins les rangent également parmi les accidents dus à l'alcool. Ils se montrent le plus souvent dans les formes chroniques, néanmoins on a pu observer des cas aigus comme l'ont vu Wernicke, Thomsen, et Bœdecker.

Lilienfeld en 1885, observe une paralysie double du moteur oculaire externe chez un homme atteint de paraplégie alcoolique avec incoordination des mouvements et Suckling publie un cas dans le *British médical journal*, en 1886. Les travaux sur cette question se multiplient, en Allemagne surtout où l'on donne des descriptions très détaillées des lésions trouvées à l'autopsie. Cependant Brissaud mentionne comme une rareté les paralysies oculaires d'origine éthylique et De Mello-Viana en donne deux observations dans sa thèse.

CHAPITRE II

ÉTIOLOGIE

Les effets toxiques du plomb se montrent le plus souvent chez les ouvriers qui manient ce métal ou ses sels, chez les peintres qui font usage de céruse, chez les plombiers, les imprimeurs. On les a également observés chez des individus qui n'avaient aucun rapport immédiat avec le poison et. l'on trouve dans les classiques des histoires variées. L'intoxication saturnine se manifesta, par exemple, à la suite d'absorption prolongée d'une eau souillée par son passage à travers des conduites de plomb, ou après usage de fards et de cosmétiques contenant des sels de ce même métal. Les manifestations de l'empoisonnement sont bien connues; la colique en est le plus souvent le symptôme initial, puis on voit apparaître le tremblement et les paralysies diverses des muscles des membres.

Ces accidents peuvent se présenter, lors même que les individus ne travaillent plus dans le plomb depuis de longues années, à la suite d'excès alcooliques comme l'a démontré M. le professeur Renaut, établissant l'influence indiscutable de l'alcool sur les manifestations du saturnisme.

Parfois, sous l'influence de causes multiples, peuvent

_ survenir des accidents graves avec des troubles plus ou moins sérieux du côté de l'appareil de la vision. L'intoxication saturnine oculaire passe sans doute souvent inaperçue : les auteurs se sont occupés surtout de l'amblyopie, de la névrite optique, bref des lésions qui compromettent la vue du malade et sur lesquelles ce dernier a attiré leur attention. Mais une parésie des muscles de l'œil, un léger ptosis, des troubles de l'accommodation et des mouvements du globe oculaire sont la plupart du temps omis par le médecin. Et si l'on veut interroger les vieux saturnins qui ont eu des accidents variés et des paralysies des membres, on trouvera que la musculature de l'œil n'a pas toujours été indemne et qu'à un certain moment ces malades ont eu du strabisme et de la diplopie.

Lorsqu'on soupçonne l'alcoolisme, il faut le rechercher avec soin et ne pas attribuer trop rapidement au rhumatisme, dont l'influence a été beaucoup exagérée, une paralysie oculaire dont l'étiologie semble obscure. Les malades avouent rarement leurs funestes habitudes ; c'est par un interrogatoire serré, par la recherche des symptômes d'intoxication par l'alcool que l'on arrive à dépister la véritable cause. On trouve alors. en les questionnant, qu'ils ont eu de l'insomnie, des cauchemars, des hallucinations de l'ouïe ; ils présentent des troubles divers de la sensibilité et de la motilité que l'on saura rapporter à leur véritable origine.

C'est plutôt, d'ailleurs, par la connaissance de ces symptômes, que par celle de la quantité de vin ou d'alcool prise par jour que l'on arrivera à soupçonner l'éthylisme. Les individus qui présentent ces accidents ne sont pas, en effet, forcément de grands buveurs, absorbant des litres de vin ou des doses immodérées d'eau-de-vie. Comme l'a démontré M. Lancereaux, le véritable facteur des paralysies alcooliques, ce sont les essences diverses et c'est pourquoi les malades seront très souvent des femmes, intoxiquées lentement mais sûrement par les liqueurs, eau-de-mélisse, vulnéraire ou « digestifs » multiples dont quelques-unes font un véritable abus et qu'elles n'avouent jamais. L'immense variété des essences consommées sous le nom générique d'apéritifs : vermouth, essence d'absinthe, d'anis, seront responsables des mêmes méfaits.

Ajoutons enfin que la paralysie des muscles de l'œil, qui se présente le plus souvent dans l'alcoolisme chronique, peut survenir dans l'intoxication aigüe, comme il résulte des observations de Thomsen et autres qui ont été publiées en Allemagne et en France.

CHAPITRE III

ANATOMIE PATHOLOGIQUE

Nous n'insisterons pas sur l'anatomie pathologique des paralysies alcoolique et saturnine.

Dans les paralysies d'origine centrale, les lésions trouvées à l'autopsie sont relatées très complètement à la suite des observations de Thomsen, de Bœdeker et de Hoffmann. A l'autopsie d'un de ses malades, Thomsen découvrit de petits foyers hémorragiques, consécutifs à des anévrysmes miliaires dispersés sur les parois du ventricule moyen, autour de l'aqueduc de Sylvius et dans le quatrième ventricule. Les troncs nerveux étaient intacts ainsi que les muscles moteurs de l'œil. Dans un autre cas, on trouva une dégénération des noyaux de la sixième paire, mais comme ce malade avait eu une survie de huit jours de plus que le premier, on peut croire que la dégénération est secondaire et se rencontrera ou fera défaut suivant la longueur de la maladie.

Dans les paralysies dues à des névrites périphériques, les lésions doivent être, sans doute, analogues à celles observées dans les autres paralysies toxiques, c'est-à-dire que l'on aura de la névrite parenchymateuse avec segmentation de la myéline et fragmentation puis disparition du cylindraxe.

Néanmoins, M. Galezowski attribue aux accidents oculaires dans le saturnisme une origine centrale.

« Si je me rapporte aux recherches anatomo-pathologiques de Lancereaux, de Westphal et de Raymond, sur les lésions du système nerveux chez les saturnins, je suis tout porté à croire que ce que ces auteurs ont observé dans certaines parties de la moelle et du cerveau, au point de vue des paralysies musculaires, doit être identique en tous points à ce qui se passe du côté de l'organe de la vue.

« La névrite optique, les paralysies de la troisième ou de la sixième paire, la mydriase, ne sont pas, n'indiquent point une altération des nerfs à leur périphérie, mais tous ces phénomènes indiquent une lésion du centre cilio-spinal, soit des centres optiques dont le siège est dans le cerveau. »

CHAPITRE IV

SYMPTOMATOLOGIE ET FORMES CLINIQUES

La musculature de l'œil comprend deux ordres de muscles : les muscles extrinsèques, qui président au mouvements du globe et les muscles intrinsèques qui, tous, peuvent subir l'atteinte du toxique. Avant d'aborder les formes cliniques, nous rappellerons brièvement l'innervation de ces muscles et le diagnostic de leurs paralysies.

Trois nerfs concourent à l'innervation des muscles oculaires :

1° Le moteur oculaire commun qui innerve le muscle ciliaire, le sphincter pupillaire, le releveur de la paupière supérieure et les muscles droit interne, droit supérieur, droit inférieur et le petit oblique.

2° Le moteur oculaire externe qui innerve le muscle droit externe.

3° Le pathétique qui innerve le muscle grand oblique.

Ces trois nerfs ont leur origine réelle dans la région bulbo-protubérantielle ; les deux derniers ayant chacun un noyau spécial, le moteur oculaire commun, naissant d'une série de noyaux échelonnés sous l'aqueduc de Sylvius et le quatrième ventricule. Ces différents noyaux de la troisième paire se séparent en deux groupes, l'antérieur destiné à la musculature intrinsèque de l'œil (muscle ciliaire et iris) situé sous le plancher du troisième ventricule ; le postérieur, destiné à la musculature extrinsèque et situé sous l'aqueduc de Sylvius. Il s'ensuit que les ophthalmoplégies externe et interne pourront exister indépendamment l'une de l'autre. Ajoutons que ces deux territoires sont irrigués par des artères différentes : Duret et Heubner ont montré en effet que le groupe postérieur, destiné aux muscles extrinsèques, reçoit le sang des artères médiane et sus-protubérantielle, venues de la basilaire au niveau de sa bifurcation antérieure, tandis que le groupe antérieur, destiné aux muscles intrinsèques, est irrigué par la communicante postérieure et ses branches, les optiques internes.

Dès que l'équilibre musculaire qui maintient la position des yeux est rompu, il se produit des troubles dans la vision binoculaire. Le premier symptôme qui frappe le malade est la diplopie ou, dans les cas très légers, un trouble dont il se plaint. De plus, il se produit un strabisme qui, avec les caractères de la diplopie, aidera au diagnostic du muscle paralysé.

Paralysie totale de la troisième paire. — Rappelons que dans les paralysies totales de la troisième paire on a une chute de la paupière supérieure, une abolition des mouvements en haut, en bas et en dedans, un strabisme divergent et une diplopie croisée. On trouve aussi la pupille immobile et une paralysie de l'accommodation se traduisant par une vision indistincte des objets rapprochés.

Paralysie du droit interne. — Dans la paralysie isolée du droit interne : strabisme divergent, mouvements limités en dedans et diplopie croisée.

Paralysie du droit supérieur. — La paralysie du droit supérieur donne lieu à un strabisme inférieur et externe, doubles images superposées et légèrement croisées, l'image de l'œil malade est plus haut et son extrémité supérieure inclinée du côté sain.

Paralysie du droit inférieur. — Dans la paralysie du droit inférieur, strabisme supérieur et légèrement divergent, doubles images superposées et légèrement croisées,

Paralysie du petit oblique. — On a, dans la paralysie du petit oblique, l'œil dirigé en bas et en dedans, une diplopie aux images homonymes superposées dans toute l'étendue du champ visuel supérieur.

Paralysie de la quatrième paire. — Dans la paralysie de la quatrième paire ou du nerf pathétique on a une diplopie superposée homonyme dans le champ visuel inférieur. La déviation de l'œil en dedans est un peu prononcée.

Paralysie de la sixième paire. — Enfin la paralysie de la sixième paire ou du droit externe, assez fréquente, donne lieu à un strabisme convergent et à une diplopie homonyme.

Ces diverses connaissances étant rappelées, voyons comment se présentent les paralysies alcooliques et saturnines, quels sont les caractères qu'elles revêtent, quelles sont, en un mot, les formes cliniques observées dans ces intoxications.

La paralysie des nerfs moteurs de l'œil peut survenir avec l'allure d'une névrite périphérique localisée sur cet organe, chez des individus présentant des paralysies des membres, soit indépendamment de toute autre manifestation paralytique, le poison agissant de préférence sur les nerfs de la troisième, quatrième et sixième paires.

Dans d'autre cas, au contraire, les troubles observés seront bien nettement d'origine centrale et s'accompagneront de phénomènes plus ou moins graves, consécutifs à ces lésions et en rapport avec leur étendue. Il y a donc lieu d'établir une première classification, suivant que les paralysies dépendent d'une altération centrale ou d'une névrite périphérique.

Dans les paralysies d'origine centrale, nous mettrons celles que l'on observe au cours de l'encéphalopathie saturnine et cette maladie que Wernicke a appelée « poliencéphalite aiguë supérieure » et dont il cite trois cas chez des alcooliques avérés ; enfin, nous étudierons les ophthalmoplégies nucléaires que l'on rencontre dans les intoxications. Puis, nous verrons les paralysies d'origine vraisemblablement périphérique ; les cas où la paralysie des muscles de l'œil vient se surajouter à des paralysies des membres et témoigner de l'extension du processus aux nerfs crâniens, enfin, les paralysies isolées avec troubles concomitants ou séparés de la musculature extrinsèque et intrinsèque de l'œil.

Notons enfin, pour être complet, mais sans insister,

les paralysies musculaires observées dans l'ataxie d'origine saturnine (Renaut) et dans l'hystérie saturnine (Letulle)

I. Paralysies d'origine centrale.

A. PARALYSIES OCULAIRES DANS L'ENCÉPHALOPATHIE SATURNINE.

Dans l'intoxication plombique, l'encéphale peut être touché par le poison, que ce dernier se dépose dans la substance nerveuse proprement dite, ou dans les tuniques artérielles, comme le veut Rosenstein. Quelle que soit la forme morbide observée, comateuse, délirante ou convulsive, on voit apparaître souvent des troubles dans la musculature de l'œil, de la diplopie, du strabisme, des modifications pupillaires variées. Ces troubles d'ailleurs sont passagers et l'encéphalopathie se manifeste par ses symptômes divers.

B. OPHTHALMOPLÉGIES EXTERNES NUCLÉAIRES D'ORIGINE ALCOOLIQUE ET SATURNINE.

Quoique les ophthalmoplégies que l'on observe au cours des intoxications affectent le plus souvent la forme subaiguë, on a observé des cas aigus et c'est alors la maladie que Wernicke a nommée poliencéphalite aiguë supérieure.

« La paralysie frappe rapidement les muscles extérieurs de l'œil avec ou sans participation de la muscu-

lature interne et se complète rapidement. Souvent elle
s'accompagne de phénomènes bulbaires, terrible com-
plication, qui en peu de temps, emportent les malades.
Des phénomènes cérébraux graves surviennent : vertiges, céphalalgie intense, vomissements et tendance
invincible au sommeil. Le malade est apathique, indif-
férent à toute excitation et cloué sur son lit par une faiblesse extrême, mais sans paralysie des membres. La
mort ordinairement ne se fait pas attendre ; les malades
succombent dans le collapsus. La durée peut ne pas
dépasser quelques jours. C'est alors la forme suraiguë
de l'ophthalmoplégie » (Sauvineau).

OBSERVATION I

(Thomsen, *Archives de Psychiâtrie,* 1888; *in* thèse Sauvineau,
Paris, 1892.)

*Alcoolisme. — Pas de syphilis. — Ophthalmoplégie aiguë.
Mort.*

Homme, quarante-cinq ans, non syphilitique. Alcoolique
avéré. Est apporté à l'hôpital au milieu d'une attaque de delirium tremens. Tous les phénomènes se sont développés en
quatre jours

Les deux globes oculaires sont légèrement en convergence. Il
existe une paralysie absolue des deux droits externes et des deux
droits internes. Tout mouvement de latéralité est impossible.
Les élévateurs et les abaisseurs sont paralysés, mais à un degré
moindre. De légers mouvements sont encore possibles, soit en
haut, soit en bas. Ces mouvements se font par saccades, par
secousses nystagmiformes; pas de ptosis.

Les pupilles réagissent à la lumière. L'état de l'accommodation
est impossible à reconnaître, à cause de l'état délirant du malade.

Tel est l'aspect à l'entrée. Très rapidement l'ophthalmoplégie extérieure devient complète. Mort douze jours après le début des accidents.

OBSERVATION II

(In thèse Sauvineau, Paris, 1892.)

Alcoolisme. — Ophthalmoplégie aiguë. — Mort. (Thomsen).

Homme de quarante-sept ans, colporteur. Amené délirant à l'hôpital. Le délire a tous les caractères du delirium tremens et le malade, entre autres symptômes, présente des paralysies oculaires manifestes. Le tout s'est développé en quelques jours. Les deux yeux sont dirigés en bas. Les mouvements d'élévation et de latéralité sont presque complètement impossibles. Les mouvements en dedans et en bas sont un peu mieux conservés. Les pupilles réagissent à la lumière et à la convergence. Fond d'œil normal. Ptosis peu marqué. Mort vingt jours après le début des accidents.

Kojewnikof a communiqué une observation analogue.

Dans tous les cas, il s'agit de grands buveurs qui, jusque-là, s'étaient bien portés et qui surtout n'avaient offert aucun symptôme d'aucune sorte du côté des yeux ou du système nerveux. Quoique la mort soit la terminaison habituelle, on peut voir survenir la guérison comme il résulte de l'observation suivante, publiée par Thomsen.

OBSERVATION III

(Thomsen, *Berliner klinische Wochenschrift*, 1888.)

Alcoolisme. — Ophthalmoplégie aiguë. — Ataxie. — Guérison.

Homme, quarante ans, commissionnaire. Pas de syphilis. Bonne santé habituelle.

Grand buveur, mais supporte mal la boisson depuis longtemps et se trouve souvent en état d'ivresse. Pas de troubles oculaires avant la maladie actuelle qui débuta soudainement un matin ; le malade s'était couché bien portant la veille.

13 août 1887. — Est amené à l'hôpital vomissant et incapable de se tenir debout.

Température et pouls normaux, le resteront d'ailleurs pendant le cours de la maladie. L'œil droit est grand ouvert, l'œil gauche à moitié, le globe oculaire des deux côtés est dévié en bas et en dehors. L'œil gauche ne peut faire aucun mouvement, sauf très peu du côté externe. La paupière supérieure ne peut se relever. L'œil droit a une mobilité presque normale en dehors et en bas, dans les autres directions, surtout en haut, les mouvements sont limités et accompagnés de nystagmus.

Pupilles étroites, égales, réagissant à la lumière.

L'acuité visuelle de chaque œil est peu diminuée. L'accommodation semble normale. Pas de diplopie. Pas de trouble du fond de l'œil.

Pas de paralysie des membres supérieurs, mais les mouvements sont maladroits. Il en est de même aux membres inférieurs. Le malade ne peut ni marcher, ni se tenir debout. Sensibilité et réactions électriques normales. Pas d'atrophie. Réflexes conservés. Ni sucre, ni albumine.

L'amélioration se manifesta dès le lendemain de l'entrée à l'hôpital, l'hébètement disparut. Disparition du ptosis à gauche.

18 août. — L'accommodation et la convergence des deux côtés sont normales, le malade peut se tenir debout et marcher.

30 août. — L'œil gauche peut se mouvoir en bas, difficilement en dehors et en dedans ainsi qu'en haut.

Le nystagmus a disparu à droite. L'ataxie n'existe plus aux membres gauches, mais persiste à droite.

Pendant les mois suivants, amélioration progressive et au commencement de décembre il ne reste plus que des traces de la maladie ; la ptose est disparue, mouvements normaux à droite ; à gauche, léger trouble dans les mouvements en haut et en dedans.

OBSERVATION IV

(Hoffmann, *Archives de psychiâtrie et de maladies nerveuses.)*

Sur un cas de paralysie alcoolique complète avec découverte, à l'autopsie, d'une poliencéphalite supérieure hémorragique (Wernicke). — Ophthalmoplégie externe double.

Chez une dame de vingt-neuf ans survinrent, du 10 au 12 juillet, sans troubles de la sensibilité, de la faiblesse dans les quatre membres, avec affaiblissement de la voix et de la difficulté de la déglutition. La parésie se montra les semaines suivantes, puis elle loucha ; la fièvre cessa deux jours avant la mort. Les sphincters étaient normaux. Jamais de convulsions, pas de vomissements ni de délire. Repos et tranquillité les derniers jours, grâce au champagne.

La femme, puissante, robuste, est agitée et donne des réponses justes d'une voix faible.

31 juillet. — On constate une ophthalmoplégie externe, double. Réaction rapide des pupilles. Les traits du visage sont relâchés. Vue et ouïe normales. Pouls fréquent, 144. Température, 38 degrés. Respiration accélérée, superficielle.

Parésie des muscles du tronc, des bras et des jambes, accentuée surtout du côté des extenseurs de l'avant-bras et de la jambe qui sont presque paralysés complètement. Pas de trouble de sensibilité.

Abolition des réflexes tendineux. Diminution des réflexes cutanés.

La mort arrive subitement le matin du 2 août par troubles bulbasire.

Il faut rappeler que cette femme s'adonnait, depuis de longues années, à l'alcool en sa qualité de fille d'aubergiste et qu'elle aimait surtout le champagne.

On observe le plus souvent, au cours des intoxications, la forme subaiguë qui est susceptible de guérison, mais où la lésion peut aussi s'étendre dans le bulbe et gagner les cornes antérieures de la moelle. Nous empruntons à la thèse de Sauvineau l'observation suivante de Guinon et Parmentier où le processus morbide semble bien être sous la dépendance du saturnisme.

OBSERVATION V

(In thèse de Sauvineau, Paris, 1892.)

Saturnisme. — Ophthalmoplégie externe combinée à la paralysie glosso-labio-laryngée et à l'atrophie musculaire progressive.

B., quarante et un ans. Peintre en voitures. A eu de quatorze à dix-huit ans des attaques convulsives et des crises d'automatisme ambulatoire, d'origine probablement épileptique. Coliques de plomb à dix-huit ans. Fièvres intermittentes à vingt-quatre. Depuis, bien portant.

Début, il y a deux ans (1888). Le malade ressentait constamment une grande lassitude et a dû cesser de travailler. L'amaigrissement envahit les avant-bras, puis tout le membre supérieur. A la fin de septembre 1889, commencement du ptosis double. Rien aux muscles moteurs du globe à cette époque.

Etat actuel (juin 1890). Facies d'Hutchinson. Ophthalmoplégie externe très accentuée.

Pas de paralysie de l'accommodation. Réflexes pupillaires normaux. Tous les mouvements des globes sont intéressés d'une façon très marquée, mais non pas absolue. Jamais de diplopie. Quelques troubles de la déglutition (ébauche de paralysie bulbaire inférieure).

Atrophie musculaire considérable au cou, au thorax, aux membres supérieurs, peu marquée aux membres inférieurs. Réflexes tendineux affaiblis.

C. ophthalmoplégies internes d'origine centrale

La paralysie de la musculature interne de l'œil n'a pas été signalée dans les ophthalmoplégies nucléaires d'origine toxique, comme on peut le voir par les observations que nous rapportons où les malades ne présentaient pas de troubles de l'accommodation ni de la pupille.

Dans les encéphalopathies on peut trouver de la dilatation et de l'inégalité pupillaire sans qu'il existe de troubles visuels. Galézowski emprunte à la thèse de Renaut l'observation suivante où le malade présente ces phénomènes.

OBSERVATION VI

(Thèse de Renaut. Communiquée par MM. Vulpian et Raymond.)

Encéphalopathie saturnine. Ataxie. Pas de paralysie oculaire.
Dilatation de la pupille gauche. Guérison.

J..., quarante-deux ans. Fumiste. Entré le 8 avril 1874, salle Saint-Raphaël, n° 11. Il a commencé à travatller à la fabrique de plomb, à Clichy à la fin du mois de janvier dernier jusqu'au 25 mars. Vers la fin de son séjour, il eut une attaque de coliques qui dura du 20 mars au 3 avril. Le 25 mars, une attaque d'encéphalopathie saturnine se déclare et il tomba en perdant connaissance. Il eut ensuite des mouvements convulsifs. Cette attaque dura deux heures. Il cessa alors complètement de travailler dans le plomb. Il lui est resté un certain degré d'affaiblissement musculaire limité au membre supérieur. Le 2 avril il s'était aperçu qu'il ne pouvait plus se servir de ses membres supérieurs pour manger ; le bras était agité de secousses telles qu'il ne pouvait boire. Le lendemain il éprouva quelques fourmillements dans les membres inférieurs. Au bout de quatre jours il ne put marcher que difficilement. En même temps, il eut des maux de tête violents avec diminution de la vue et de l'ouïe surtout à gauche.

État actuel : Hémicrânie du côté gauche, assez forte, s'étendant au côté correspondant de la face et présentant des exacerbations nocturnes.

Pas de paralysie de l'œil : la pupille gauche est plus dilatée que la droite.

Traitement : Iodure de potassium, 1 à 3 grammes, deux bains sulfureux par semaine.

20 juin. — Le malade quitte l'hôpital à peu. près complètement guéri.

II. **Paralysies d'origine périphérique.**

A. PARALYSIES OCULAIRES DANS LES POLYNÉVRITES ALCOOLIQUE ET SATURNINE.

On peut rencontrer la paralysie des nerfs moteurs de l'œil dans les formes généralisées, motrices ou sensitives, de la névrite multiple d'origine toxique. Nous citerons les deux cas de Lilienfeld et d'Oppenheim, où l'on vit une paralysie double des moteurs oculaires internes ayant provoqué de la diplopie passagère. Bernhardt en a également mentionné des exemples et en 1891, à la Société de médecine interne de Berlin, Goldscheider a rapporté le cas d'une malade atteinte de polynévrite alcoolique qui présenta en même temps une paralysie des muscles oculaires qui guérit d'ailleurs. Ces paralysies sont le plus souvent d'origine éthylique, mais on peut également les rencontrer dans différentes intoxications, en particulier dans le saturnisme.

OBSERVATION VII

(Recueil d'ophthalmologie, 1897, malade présentée à Vienne, par M. Mannaberg.)

Polynévrite saturnine des nerfs crâniens. — Paralysie du moteur oculaire commun droit. — Parésie des membres. — Guérison incomplète (il resta une parésie du droit interne de l'œil.)

Malade de vingt-cinq ans, avait été admise au commencement d'octobre à la clinique de M. Nothnagel pour les symptômes suivants : abattement extrême, raideur de la nuque, céphalalgie, vertiges, vomissements. Puis paralysie faciale droite totale, paralysie du moteur oculaire commun droit, névrite optique avec gonflement des papilles des deux côtés et douleur à la pression au niveau de tous les trous de sortie des trois branches du trijumeau. Les membres étaient comme parésiés. Marche difficile. La malade avait de la tendance à tomber du côté droit. Il existait de la paresthésie sur toute la surface du corps.

Le diagnostic porté avait été celui de tumeur cérébrale, lorsque la sensibilité extrême de l'abdomen et la constipation opiniâtre firent soupçonner une intoxication saturnine que la constatation du liséré gingival vint confirmer.

Traitement : iodure de potassium à petites doses et bains salés quotidiens. Tous les symptômes disparurent progressivement et il ne resta plus qu'une parésie du droit interne de l'œil.

B. PARALYSIES ISOLÉES DES NERFS MOTEURS DE L'ŒIL

Ces paralysies sont de beaucoup les plus fréquentes et doivent être sans doute rapportées à une névrite toxique périphérique. Elles se traduisent par du ptosis, fréquemment, un strabisme convergent ou divergent, et de la diplopie. Quoi qu'en aient dit certains auteurs, les paralysies alcooliques et saturnines ne semblent pas avoir de préférence pour certains muscles et tous peuvent être atteints indifféremment, ainsi qu'il résulte de l'examen des observations que nous avons recueillies. Dans les paralysies de la troisième paire, tous les muscles innervés par les branches du moteur oculaire commun peuvent être prises avec participation de la musculature interne, ou certaines branches sont touchées isolément.

Notons enfin que l'on peut observer depuis la simple parésie des muscles jusqu'à leur paralysie complète ; la paupière peut n'être que paresseuse, le globe oculaire exécute mal ses mouvements et d'une manière incomplète ou bien les mouvements sont totalement abolis dans la direction du muscle paralysé.

1° PARALYSIES SATURNINES

OBSERVATION VIII

(Recueil d'ophthalmologie, 1878, M. Galezowski.) *Troubles visuels dans l'intoxication saturnine. — Saturnisme. — Amblyopie. — Paralysie des releveurs des paupières. — Rétinite albuminurique.*

M. B..., cinquante-cinq ans, vint consulter le 9 décembre 1877 pour un affaiblissement considérable qui s'est déclaré en juin de la même année après un mois de maux de tête qui occupaient surtout le côté gauche. Depuis l'âge de quatorze ans, il travaille constamment dans les usines de plomb et, sans avoir

-jamais de coliques, il a eu souvent des douleurs dans les jambes et les bras, surtout depuis l'époque où il a posé des conduites d'eau en plomb dans la rivière il y a une douzaine d'années.

La vue des deux yeux est très sensiblement affaiblie : l'œil gauche distingue à peine le caractère n° 3o et l'œil droit le n° 3. Les paupières supérieures sont abaissées. A l'examen ophthalmoscopique : névro-rétinite double albuminurique avec infiltration péri-papillaire. Hémorragies rétiniennes assez abondantes dans le segment postérieur de la rétine et, en outre, quelques taches blanches exsudatives. Les urines se troublent à la chaleur et par l'acide nitrique, mais le trouble n'est pas très marqué.

D'autre part, on ne trouve aucun autre signe d'albuminurie spontanée, de sorte qu'il doit s'agir d'une rétinite albuminurique symptomatique de l'intoxication plombique dont la maladie des yeux et l'albuminurie sont les deux phénomènes dominants de la maladie.

OBSERVATION IX

(Annales d'oculistique, 1898, M. Folker.)

Le troisième malade présenté (les deux premiers avaient de l'abolition de la vision survenue à la suite d'intoxication saturnine) est employé dans l'atelier de vernissage de la fabrique de poteries.

Deux ans après son entrée, il souffre de *diplopie,* céphalalgie, coliques et vomissements. Peu de temps après, la vision diminue et, six semaines plus tard, il est complètement aveugle. Pendant quelque temps, il voit des scotomes colorés et des éclairs. Les papilles sont blanches et les artères réduites à des stries blanchâtres.

Le malade présente un liséré typique et ses urines contiennent des traces d'albumine.

OBSERVATION X

(Recueil d'ophthalmologie, 1900.)

Intoxication saturnine et affections oculaires
Dr de Lantsheere-Blyckaerts.

Myopie de— 5 D environ, *insuffisance musculaire, strabisme divergent*, irritation conjonctivale, fines opacités centrales du cristallin chez une femme de quarante-huit ans, dont le travail consiste à empaqueter du chocolat dans des feuilles prétendues d'étain. Celles-ci renfermaient une forte proportion de plomb. Symptômes généraux, musculaires et intestinaux, liséré dentaire.

OBSERVATION XI

(Idem.)

Paralysie de l'abducteur gauche. – Parésie de l'accommodation.

Atrophie double des nerfs optiques. Paralysie de l'abducteur gauche. Inégalité pupillaire. Les symptômes oculaires se sont successivement aggravés depuis 1891 jusqu'à ce jour.

L'asthénopie accommodative se manifeste par un affaiblissement général, mais aussi par la fatigue du muscle accommodateur lui-même sous l'influence directe du plomb.

OBSERVATION XII

(Idem.)

L'insuffisance de convergence est apparue chez une malade qui n'était pas obligée de faire converger ses yeux à courte distance malgré sa myopie.

OBSERVATION XIII

(Recueillie dans le service de M. le professeur Gayet.

Saturnisme. Pas de syphilis. A déjà eu des troubles oculaires à gauche. Paralysie de la troisième paire à droite : paralysie des muscles externes, parésie de l'accommodation.

Valentin D..., peintre-plâtrier, quarante-sept ans, entre le 24 juillet 1899.

Pas de syphilis ni de traces de cette maladie. A eu il y a vingt-cinq ans des coliques de plomb.

Il y a onze ans, le malade avait eu des troubles de l'œil gauche au cours desquels la pupille était déviée du côté interne. Il fut soigné à l'atropine et à l'ésérine.

15 juillet. — Il ressentit des douleurs péri-orbitaires et vit danser les objets devant ses yeux ; le lendemain la paupière supérieure droite était en ptosis.

Depuis les douleurs péri-orbitaires ont continué, causant de l'insomnie.

Actuellement, le malade présente un ptosis complet, la pupille est déviée en dehors.

Il y a une insuffisance des mouvements de l'œil en dedans, en haut et en bas, les mouvements en dehors sont conservés. Le malade n'utilisant pas son œil droit pour la vision binoculaire, à cause du ptosis, n'a pas de diplopie.

Un peu de mydriase. L'iris réagit bien à la lumière et mal à l'accommodation.

Traitement. — Bains et purgatifs. On commence le 30 juillet l'électrisation faradique.

15 août. — Amélioration sensible. Diminution du ptosis et apparition de quelques mouvements légers du globe.

22 août. — On donne au malade 2 grammes d'iodure de potassium par jour. Electrisation.

25 août. — Le malade présentant un peu d'iodisme, on supprime l'iodure.

On continue régulièrement l'électrisation. Au commencement d'octobre, le malade contracte son releveur de la paupière et présente une notable amélioration dans les mouvements oculaires.

Sort le 8 octobre 1899.

OBSERVATION XIV

(Due à l'obligeance de M. le Dr Aurand.)

Saturnisme. Rhumatisme articulaire aigu ancien. Alcoolisme et artériosclérose. Hémiplégie droite ancienne. Albuminurie. Paralysie des deux droits internes et parésie double de l'accommodation consécutives à des coliques de plomb.

B.... Claude, cinquante-quatre ans, plombier-zingueur, se présente à une consultation du dispensaire, disant que, depuis deux mois, à la suite de coliques de plomb, il voit trouble et ne peut plus travailler.

En effet, le malade aurait eu, il y a deux mois, des coliques de plomb pendant six jours. Pas d'autres antécédents de saturnisme aigu. Pas de maladie dans l'enfance. En 1880, attaque de rhumatisme articulaire aigu généralisé.

Il y a deux ans, hémiplégie droite avec ictus et aphasie sans coma, ayant duré deux mois et demi. Le malade a conservé un léger embarras de la parole avec déviation en bas de la commissure droite. Il y a un an, deuxième atteinte de rhumatisme. Il y a deux mois, le malade pendant ses coliques de plomb a présenté de la rétention d'urine. On l'a sondé une dizaine de fois. Il se lève quatre fois par nuit pour uriner.

Il nie toute syphilis et on n'en trouve pas les stigmates.

Jusqu'à il y a deux ans, il buvait la goutte le matin, 2 litres de vin par jour et trois ou quatre absinthes par semaine. Depuis son hémiplégie il ne boit plus, ni petits verres, ni absinthe. Il est un peu sourd de l'oreille droite. Le teint est terreux ; liséré

_ de Burton très net. Les radiales sont flexueuses. Pas de paralysie du radial.

Pas de troubles de la sensibilité. Réflexe rotulien exagéré à droite. Pas de tremblement.

Rien au cœur ni aux poumons. Jusqu'à l'apparition de ses coliques de plomb il voyait très bien de loin. Depuis dix ans, il porte des lunettes ODG + 4. pour la vision de près. Depuis ses coliques de plomb il voit trouble ; il ne peut plus bien voir de loin et ne peut plus travailler même avec ses lunettes.

$$A \text{ la skiascopie} \quad OD + 2.5o$$
$$OG + 3$$
$$\text{Après correction} \quad ODG - V = 1$$

Dans la fixation de près, l'œil droit ne converge pas, néanmoins les mouvements de latéralité du côté gauche ne sont pas complètement abolis.

Diplopie croisée des deux côtés avec écartement des images du côté des deux tempes (parésie des droits internes.)

Les pupilles sont égales, réagissent également bien à la lumière mais très faiblement à l'accommodation et à la convergence, la contraction ne se maintient pas. Pas de mydriase, champ visuel normal pour le blanc et les couleurs.

Je prescris au malade les verres suivants :

$$OD + 2.5o \quad OG + 3 \quad \text{pour la vision de loin}$$
$$\text{et} \quad OD + 5 \quad OG + 5.5o \text{ pour la lecture.}$$

On remarquera que les verres donnés pour la lecture sont de 1 dioptrie plus forts que ceux indiqués par Donders dans la presbytie, pour l'âge du malade, ce qui permet d'admettre une parésie de l'accommodation.

La paralysie oculaire ne peut être attribuée à l'alcoolisme, puisque le malade ne boit plus depuis deux ans, ni au rhumatisme puisque le malade voyait très bien jusqu'à ses coliques de plomb, il faut donc admettre que ces troubles sont dus à l'intoxication saturnine.

II. — PARALYSIES ALCOOLIQUES

OBSERVATION XV

(Suckling. *British medical journal*, 1888.)

Alcoolisme. Douleur dans les membres inférieurs. Delirium tremens. Paralysie incomplète de la troisième paire des deux côtés: ptosis, paralysie des élévateurs et abaisseurs, pas de paralysie de l'accommodation. Suppression des reflexes rotuliens. Amélioration.

J. B..., âgé de cinquante ans, fut admis à l'infirmerie du « Workhouse », le 25 janvier. Dans ses antécédents personnels, on constate qu'il a l'habitude de boire depuis quelques années, et le Dr Newton qui le soigna avant son entrée au Workouse dit qu'il boit depuis longtemps et que le ptosis est survenu, il y a un mois ; le malade s'était plaint plusieurs semaines auparavant de douleurs et de crampes dans les mollets.

A son entrée, le malade prononce des paroles incohérentes, demande constamment à boire et est incapable de dire où il est, ni de donner aucun renseignement sur son état. Il ne peut relever ses paupières, la gauche étant moins affectée que la droite. Léger strabisme externe de l'œil droit.

Le malade ne peut tourner les yeux en haut ou en bas mais peut les tourner à droite et à gauche. Les pupilles réagissent à la lumière et accommodent à la distance. Réflexe patellaire supprimé des deux côtés, le réflexe plantaire est exagéré. Pas de paralysie des bras ni des jambes. Mais les mollets sont très sensibles au toucher et la pression sur le trajet des nerfs tibiaux postérieurs cause une grande douleur. Pas de faiblesse des extenseurs de la main ou de la jambe. Réactions électriques normales des muscles des jambes. La mémoire est assez altérée.

Depuis qu'il est entré à l'hôpital, l'état du malade s'est amélioré ; il est maintenant capable d'ouvrir les yeux et les paupières retombent moins. Il y a cependant une diminution notable des mouvements de l'œil, mais elle diminue journellement. Le malade n'a pas pris d'alcool depuis son entrée.

OBSERVATION XVI

(Mello-Viana, *Recherches sur les paralysies des muscles de l'œil.*)

(Recueillie par l'auteur dans le service du professeur Panas.)

Paralysie partielle du moteur oculaire commun. — Guérison. Récidive trois ans après. Alcoolisme. Pas de syphilis.

M. S..., quarante-trois ans, tailleur de pierres, vient le 5 juin 1893 à la consultation du professeur Panas, à l'Hôtel-Dieu.

C'est un homme robuste qui déclare n'avoir jamais fait de maladie grave ni contracté la syphilis. Pas de signe d'ailleurs de cette diathèse.

Pas d'antécédents héréditaires importants. Alcoolisme avoué. Le malade boit par jour 2 à 3 litres de vin, deux verres d'absinthe et quelques petits verres de liqueur.

Il y a trois ans sa vue a baissé, il éprouva de la diplopie, puis une chute presque complète de la paupière droite. On lui fit des applications d'électricité et ces troubles disparurent au bout de quelques jours pour revenir cette année au mois d'avril. Le malade consulta un spécialiste qui prétendit qu'il avait la vérole et lui prescrivit un traitement spécifique qui ne fut pas suivi. La gêne de la vision augmentant, il vient consulter à l'Hôtel-Dieu.

Il présente : légère blépharoptose à droite, avec parésie du droit supérieur du même côté. Intégrité des réflexes pupillaires. Légère diminution de l'acuité visuelle. Fond d'œil normal. Champ visuel normal. Abolition des réflexes rotuliens. Le malade se plaint d'envies fréquentes et impérieuses d'uriner. Pas de douleurs fulgurantes ni d'autres signes de tabes,

OBSERVATION XVII

(Mello-Viana, *Recherches sur les paralysies des muscles de l'œil.*)

(Recueillie par l'auteur à la clinique du Dr Abadie.)

Paralysie incomplète et à rechutes des oculo-moteurs communs.
Alcoolisme. Pas de signes de tabes ni de syphilis.

M. Flam..., quarante-cinq ans, comptable. Père très nerveux, mort d'un accident. Mère morte à soixante-douze ans. Deux enfants, le premier mort en bas âge de convulsions, le deuxième bien portant.

Fièvre typhoïde à sept ans. Blennorrhagie à dix-sept ans. Pas de syphilis. Grand fumeur et buveur d'absinthe. Bonne santé habituelle. Il y a trois ans, trouble de la vue, diplopie et fatigue des yeux par le travail. Le malade a consulté à ce moment, on lui a prescrit de l'iodure de potassium et on lui a conseillé de cesser de boire. Quelques jours après la paupière droite commençait à tomber, six mois plus tard, ptosis complet. L'année suivante, alors que la paupière droite commençait à se relever, la paupière gauche tomba complètement. On lui conseille de nouveau l'iodure de potassium. Une amélioration s'étant produite au bout de quelques mois, le malade avait repris ses occupations, lorsque dernièrement (mai 1893), une rechute eut lieu et la paupière retomba complètement. On lui prescrit alors des injections hydrargyriques et des courants continus.

Aujourd'hui (4 juin 1893) : ptosis incomplet des deux côtés, le mouvement d'abaissement du globe oculaire est très limité des deux côtés. Les autres mouvements sont conservés. Du côté droit, lorsque le malade regarde en haut, le globe subit un léger mouvement de rotation et la cornée se cache presque sous le grand angle (mouvement du globe en haut et en dedans). Diplopie croisée et verticale. Réflexe accommodateur affaibli à droite, conservé à gauche. Réflexe lumineux conservé. L'ouïe est très affaiblie. Le malade ne perçoit plus les odeurs. Réflexes rotu_ liens conservés. Pas de troubles viscéraux. Jamais de douleurs fulgurantes. Perte progressive de la mémoire et torpeur des facultés intellectuelles.

OBSERVATION XVIII

(Recueillie à la clinique ophthalmologique de l'Hôtel-Dieu, service de M. le professeur Gayet.)

Alcoolisme. Pas de. syphilis. Paralysie de la troisième paire à droite. Ptosis double.

Denis G..., trente-trois ans, emballeur. Entré le 22 juin 1876.

A perdu son père d'un transport au cerveau à quarante-deux ans, sa mère à soixante ans, de paralysie. Il a un frère atteint d'extinction de voix complète depuis cinq ans.

Il s'est toujours bien porté. A eu seulement la fièvre typhoïde à quinze ans. A commis des excès alcooliques. Pas de syphilis. Douleurs rhumatismales aux deux bras. Il y a un an et demi, a eu de grands maux de tête, passés à l'état de douleurs vagues aujourd'hui qui coïncidèrent avec le commencement de la chute de la paupière à droite. Six mois après, celle de gauche tombait.

Aujourd'hui, douleurs temporales, lancinantes et intermittentes. Les contractions du frontal attirent les paupières en haut et elles sont ainsi placées à 1 ou 2 centimètres du rebord orbitaire.

Des deux côtés, lorsque le malade contracte ses paupières, la fente palpébrale n'a qu'une ouverture de 2 ou 3 centimètres à sa partie moyenne et s'il veut regarder en haut, il est obligé de lever la tête.

Globe de l'œil droit. Les mouvements du globe en haut et en bas sont très limités, l'angle formé par les rayons menés aux deux limites extrêmes de ce mouvement serait égal à 30 ou 35 degrés. En dedans, l'œil laisse toujours apercevoir une portion de sa zone scléroticale. En dehors, les mouvements sont normaux.

La pupille réagit bien des deux côtés à la lumière et à l'accommodation. L'acuité est demeurée normale pour les deux yeux. Lorsque le malade est resté un peu dehors et qu'il a fatigué ses muscles à regarder, il a de la diplopie.

24 juin 1876. — On met un vésicatoire à la nuque.

Le malade sort après quinze jours de séjour, ne remarquant pas d'amélioration et ne sentant pas d'aggravation, il juge son séjour à l'Hôtel-Dieu inutile.

OBSERVATION XIX

(Recueillie dans le service de M. le professeur Gayet.)

Alcoolisme. — Nicotinisme. — Paralysie du droit externe de l'œil gauche.

François P..., trente ans, charron, entré le 24 octobre 1882.

Depuis trois semaines, sans cause appréciable, le malade a de la diplopie.

Il a fait de grands excès alcooliques et fume beaucoup. Pas d'antécédents à signaler.

L'œil gauche ne peut se porter en dehors, mais accomplit les autres mouvements.

Les mouvements de l'œil droit sont normaux.

Diplopie homonyme. Les deux images sont à la même hauteur et parallèles, leur distance augmente vers le côté de l'œil malade.

La pupille de l'œil gauche est un peu plus dilatée qu'à droite.

Traitement. — Iodure de potassium, 4 grammes, puis 6 grammes.

Le malade sort le 6 février 1883.

OBSERVATION XX

(Recueillie dans le service de M. le professeur Gayet.)

*Paralysie des releveurs des paupières. — Parésie
des autres muscles.*

N., Eugène, vingt-sept ans, facteur des postes. Entré le
19 juillet 1883.

Il y a neuf ans, peu à peu, en un mois, les paupières supérieures sont tombées en ptosis sans cause connue.

Pas d'antécédents héréditaires à signaler. Pas de maladie antérieure. Le malade buvait beaucoup, présente du tremblement. Pas de syphilis. Il a éprouvé des maux de tête pendant deux ans au début de l'affection.

La vue était trouble. Tous les muscles de l'œil sont paresseux. et on note un peu de strabisme externe de l'œil droit.

Acuité visuelle.

$$O\,G \quad V = o.6$$
$$O\,D \quad V = o.9$$

5 août. — Le malade sort pour affaires de famille.

OBSERVATION XXI

(Recueillie à la clinique de M. le professeur Gayet.)

*Paralysie des droits internes. — Alcoolisme. — Rétrécissement
très marqué du champ visuel. — Amblyopie.*

G., Jean-Louis, quarante-trois ans. Tonnelier. Entré le
6 février 1885.

Il y a deux jours, le malade eut de la diplopie assez brusquement à la suite de maux de tête.

Antécédents alcooliques avoués. Nie la syphilis. Il y a dix-sept ans, il a eu quelques troubles du côté de l'œil droit, fréquemment il a des étourdissements.

Insuffisance des droits internes. Le malade présente de la diplopie croisée avec écartement des images du côté temporal. L'acuité visuelle est diminuée :

$$V \quad O\,D = 1/4$$
$$O\,G = 1/6$$

Rétrécissement très marqué du champ visuel.

Traitement. — Iodure de potassium.

Sort le 13 février 1885.

OBSERVATION XXII

(Recueillie à la clinique de M. le professeur Gayet.)

Paralysie de la troisième paire à gauche (muscles internes) et du droit supérieur à droite. — Alcoolisme. — Anesthésie cutanée de la région frontale.

D., Lazare, trente-sept ans. Teinturier. Se présente le 4 octobre 1886 à la consultation gratuite.

A commis de grand excès alcooliques. Pas de syphilis. Il y a deux ans, il a eu un peu de diplopie qui a disparu assez rapidement. Jamais il n'a eu de douleurs ni de céphalalgie. Depuis six semaines, la vue est nulle à gauche. Il distingue encore les objets de l'œil droit qui présente du ptosis depuis une quinzaine de jours.

On constate en outre de l'anesthésie du toucher dans la moitié gauche du front. La partie inférieure de la face présente une sensibilité normale. Un peu de nystagmus.

La pupille est un peu dilatée à gauche.

Traitement. — Correction de la vue par les verres. Pilules d'aloès.

OBSERVATION XXIII

(Recueillie à la clinique de M. le professeur Gayet.)

Alcoolisme. — Pas de syphilis. — Paralysie incomplète de la troisième paire du côté droit : ptosis, parésie du droit interne, paralysie du sphincter irien.

A., Alexandre, cinquante-huit ans. Marchand ambulant. Se présente à la consultation gratuite le 28 novembre 1887.

Il y a huit jours, brusquement, chute de la paupière de l'œil droit, sans douleur ni rougeur. Le malade était alors en état d'ébriété très prononcée.

Alcoolisme avoué. Démarche et parler caractéristiques. Nie la syphilis. A subi une opération de résection du sternum pour carie, il y a quarante ans.

On constate : ptosis complet, tous les efforts du malade n'arrivent pas à découvrir complètement la pupille par les contractions du frontal.

Le strabisme est peu accentué, mais le droit interne est parésié : Le globe ne peut être ramené en dedans dans un trajet de plus de 1 à 2 millimètres.

La pupille est dilatée à droite, beaucoup plus qu'à gauche.

Traitement. — Aloès. Sirop de gentiane.

9 décembre. — Le malade semble ouvrir l'œil un peu mieux. N'est plus revenu à la consultation.

OBSERVATION XXIII

(Recueillie à la clinique de M. le professeur Gayet.)

Ptosis. — Paralysie du nerf moteur oculaire commun à gauche.

R., Jacques, quarante-sept ans. Tonnelier. Entré le 7 décembre 1891.

Mercredi dernier, à la suite de grands maux de tête, la pau-

pière supérieure de l'œil gauche retomba. Puis la paralysie attei-
gnit les autres muscles innervés par le moteur oculaire commun
et c'est dans cet état que le malade se présente aujourd'hui.

Antécédents alcooliques avoués. Pas de syphilis.

Acuité visuelle :

$$O\,D = 1$$
$$O\,G = 1/2$$

Les pupilles sont égales. Pas de paralysie de l'accommodation.
Traitement : Iodure de potassium.

C. Paralysie de la musculature interne de l'œil (accommodation et sphincter irien)

La musculature interne de l'œil peut également être
atteinte par le poison, elle se présente alors dans une
paralysie du moteur oculaire commun ou apparaît
isolément et on ne trouve qu'une paralysie du muscle
ciliaire et du sphincter de l'iris ou une paralysie de
l'accommodation sans changement dans la pupille.

On reconnaîtra cette affection aux troubles de la
vue caractéristiques de la paralysie accommodatrice.

La vision de loin est à peu près conservée, tandis que
le travail de près : lecture ou écriture, est rendu impossible. Dans ces cas, l'examen ophthalmoscopique montre
l'absence de toute altération du fond de l'œil et, avec
une lentille convexe de $+\ 4$ D, on obtient une correction complète de la vue.

La paralysie du sphincter irien se traduit par une
pupille moyennement dilatée et immobile ou réagissant faiblement à la lumière.

Ces paralysies internes sont souvent méconnues et

il importe de les signaler, car on attribue souvent à la presbytie des troubles d'intoxication saturnine qui peuvent d'ailleurs se surajouter à une presbytie déjà existante, comme on pourra s'en convaincre par une de nos observations. M. le Dr Aurand donna au malade, pour la lecture, des verres + 5 D, c'est-à-dire de 1 D plus forts que ceux indiqués par Donders dans la presbytie pour l'âge du malade, ce qui permit d'admettre une paralysie de l'accommodation.

OBSERVATEURS	TOXIQUE	PAR. D'ORIGINE CENTRALE	PAR. D'ORIGINE PÉRIPHÉRIQUE	PAR. DE L'ACCOMMODATION	TERMINAISON
THOMSEN	alcool	Paral. des deux droits ext. Paral. des deux droits int. Par. des élévat. — abaiss.	»	»	Mort.
—	—	Paral. des élév. — droits externes. Parés. des droits internes Parés des abaissements.	»	»	Mort.
—	—	O G = paralysie complète. O D = parésie du droit supér. OD = parés. du droit interne.	»	»	Guérison incomplète. OG = troubles dans les mouvements en haut et en dedans
HOFFMANN	—	Ophthalmoplégie ext. double.	»	»	Mort.
SUCKLING	—	»	Paralys. incomplète double de la 3ᵉ paire.	»	Guérison.
MELLO-VIANA	—	»	O D Ptosis léger parés du droit supérieur.	»	»
—	—	»	Ptosis double à rechutes parésie des abais.	Parésie de l'accommodation à droite.	»

OBSERVATEURS	TOXIQUE	PAR. D'ORIGINE CENTRALE	PAR. D'ORIGINE PÉRIPHÉRIQUE	PAR. DE L'ACCOMMODATION	TERMINAISON
GAYET	alcool	»	Ptosis double parésie de la 3e paire à droite.	»	»
—	—	»	Droit externe de l'œil gauche.	Dilatation de la pupille gauche.	»
—	—	»	Ptosis double, parésie des autres muscles.	»	»
—	—	»	Paral. des droits internes.	»	»
—	—	»	OD = paral. du droit sup.	Par. de l'accommod. dilatat. de la pupille gauche.	»
—	—	»	OD = Ptosis, parés. du droit interne.	O D = Paral. du sphincter irien.	Amélioration.
—	—	»	O G = Ptosis. paralysie de la 3e paire.	»	»
GUINON ET PARMENTIER (in thèse Sauvineau)	plomb	Ophthalmoplégie ext. double.	»	»	»
MANNABERG	—	»	Paral. du moteur oculaire commun droit.	»	Guérison incomplète, il reste une parésie du droit interne.
GALEZOWSKI	—	»	Ptosis double.	»	»
FOLKER	—	»	Diplopie (?)	»	»
De Lautsheere-Blyckaerts	—	»	Abducteur gauche.	Inégalité pupillaire, paralys. de l'accommodation.	»
—	—	»	Moteur oculaire commun.	»	»
—	—	»	Droit interne,	»	»
RENAUT	—	»	»	Paral. de l'iris.	Guérison.
GAYET	—	»	Moteur oculaire comm. droit.	Parésie de l'accommodation.	Guérison.
AURAND	—	»	Parésie des droits internes.	Parésie double de l'accommodation.	»

CHAPITRE V

MARCHE — DURÉE — TERMINAISON — PRONOSTIC

La durée, l'évolution, le mode de terminaison, en un mot, le pronostic des paralysies motrices de l'œil, varient naturellement suivant la gravité des lésions qui les ont provoquées.

On pourra voir les nerfs récupérer leurs fonctions, pourvu que l'interruption n'ait pas été trop prolongée et les fibres nerveuses ou les cellules des noyaux centraux trop gravement atteintes.

Encéphalopathies. — Ainsi dans l'encéphalopathie saturnine, que cette affection soit due à une imprégnation par le plomb ou à un trouble circulatoire, on peut espérer voir guérir la paralysie en éliminant le poison cause de tous ces troubles.

Ophtalmoplégies. — Dans les formes aiguës d'ophtalmoplégie dues à une poliencéphalite supérieure hémorragique, la marche est plus souvent rapide et mortelle. Les malades meurent dans le collapsus, après huit jours dans le cas de Wernicke, après neuf jours dans celui de Kojewnikoff, douze et vingt dans ceux de Thomsen. Néanmoins dans ces cas même on peut observer la guérison avec retour plus ou moins complet des mouvements du globe oculaire ainsi qu'il résulte de l'observation de Thomsen que nous reproduisons.

Dans les formes subaiguës on observe le plus souvent la guérison ou le passage à la forme chronique. L'affection reste alors stationnaire ou affecte une marche progressive.

On la voit alors atteindre les autres noyaux protubérantiels, le trijumeau, les centres vaso-moteurs avec apparition de glycosurie et d'albuminurie, les noyaux bulbaires et les cornes antérieures de la moelle avec le tableau de l'atrophie musculaire progressive. Enfin, parfois la paralysie disparaît dans certains muscles et il n'en reste qu'un qui ne retrouve pas ses fonctions et s'atrophie.

Paralysies oculaires dans les polynévrites. — La paralysie des muscles de l'œil venant se surajouter le plus souvent à des troubles multiples et plus ou moins graves du système moteur ou sensitif, le pronostic est sous la dépendance de cet état général. Néanmoins, au point de vue du retour des mouvements oculaires, et c'est ce qui nous intéresse, on peut espérer la guérison. Les réactions électriques seront, dans certains cas (ptosis surtout) d'une grande valeur pronostique au point de vue de la restitution ad integrum des muscles paralysés.

Aussi longtemps que la contractilité faradique ou galvanique est conservée, même à un léger degré, on peut affirmer que le muscle retrouvera sa fonction dans un espace de temps plus ou moins long. La disparition complète de la contractilité est au contraire un mauvais signe.

Paralysies isolées des nerfs moteurs de l'œil. — Le pronostic est d'autant plus sérieux que la paralysie est plus étendue et plus complète. Par exemple, dans les paralysies de la troisième paire, si toutes les branches sont prises dans le début, avec troubles de l'accommodation et mydriase, on peut considérer ces cas comme graves. Dans les cas, au contraire, où, seules, certaines branches sont atteintes, où les mouvements s'effectuent encore, quoique incomplètement, on peut espérer la guérison et l'on voit alors, sous l'influence du traitement, la paralysie s'amender plus ou moins rapidement. L'écartement des doubles images diminue peu à peu, la déviation de l'œil est de moins en moins frappante et le malade peut guérir complètement en quelques semaines. Mais il arrive aussi, qu'après avoir accompli un certain progrès, l'amélioration reste stationnaire et la guérison complète ne survient pas ou seulement au prix d'un traitement prolongé.

Paralysies de la musculature interne. — Elles guérissent le plus souvent en peu de temps sous l'influence du traitement.

CHAPITRE VI

DIAGNOSTIC

Nous ne nous occuperons pas ici de la recherche du siège des lésions, mais du diagnostic étiologique.

La cause des paralysies oculaires doit être recherchée avec soin ; il faut toujours faire une enquête sévère et ne pas conclure trop rapidement à une paralysie d'origine rhumatismale. Il est évident que, dans certains cas, lorsque les troubles de la motilité de l'œil accompagnent d'autres accidents de cause connue, lorsqu'ils coexistent avec des paralysies des membres qui sont bien nettement sous la dépendance d'une intoxication par le plomb ou l'alcool, le diagnostic étiologique ne présente pas de grandes difficultés. Mais d'autres fois, la cause est plus obscure. C'est alors que le médecin devra s'enquérir soigneusement des antécédents pathologiques et professionnels du malade, de ses habitudes ; tenir compte de tous les commémoratifs, examiner minutieusement les différents appareils, rechercher les signes des affections multiples, capables de produire les troubles observés.

Chez les saturnins, la profession devra mettre immédiatement sur la voie du diagnostic. La présence du liséré gingival, les coliques, la constipation, la paralysie du radial, les divers symptômes de l'intoxication par le plomb, devront faire penser à ce poison, même lorsque la profession du malade ne semble pas indiquer cette origine et on trouvera souvent que le métal ou ses sels doivent être incriminés, alors que rien ne semblait y faire songer tout d'abord.

Les alcooliques, surtout les femmes, avouent rarement leurs habitudes, et il faudra les interroger sur les symptômes qu'ils ressentent : la paralysie ne se déclare le plus souvent, qu'au bout de quelques années, alors que depuis longtemps il existait des troubles de la sensibilité dans les membres inférieurs, des picotements, des chatouillements, du tremblement des mains. Les malades avaient de l'insomnie, des cauchemars, des rêves terrifiants, des hallucinations de l'ouïe, des pituites matutinales. L'examen de l'acuité visuelle montrera de l'amblyopie, et, au périmètre, on trouvera un rétrécissement du champ visuel et un scotome central ; pour les couleurs, un scotome chromatique ou de l'achromatopsie pour le rouge et le vert. Enfin, à l'ophthalmoscope, on pourra reconnaître des troubles de la papille.

Mais si ces intoxications se présentent chez des individus syphilitiques, le diagnostic sera plus difficile et, seul, le traitement spécifique lèvera tous les doutes. On n'oubliera pas de rechercher les traces de syphilis, les exostoses, les gommes, les cicatrices.

On aura éliminé par l'anamnèse les différentes infections, en particulier la diphtérie et la fièvre typhoïde, qui peuvent provoquer des paralysies des muscles de l'œil.

L'abolition des réflexes, les douleurs fulgurantes, le

signe de Romberg, révèleront le tabes. L'examen des urines devra toujours être fait pour voir si elles ne contiennent pas d'albumine ou de sucre.

Le début à la suite d'un refroidissement, avec des douleurs frontales et péri-orbitaires, une sensation pénible, lors des mouvements du globe, plaideront en faveur de l'origine rhumatismale, lorsque l'interrogatoire n'aura rien révélé.

Si la paralysie est sous la dépendance d'un trouble circulatoire des centres nerveux, elle s'accompagnera des symptômes cérébraux habituels à ces affections : céphalalgie, bourdonnements d'oreille, somnolence, etc. L'altération anatomique du tissu encéphalique sera reconnue par l'hémiplégie ou la monoplégie, la paralysie du facial ou des autres nerfs bulbaires, l'abolition des fonctions cérébrales et les vomissements.

L'hystérie se trahira par ses stigmates bien connus. Rappelons que l'on trouve du côté de l'œil, dans cette névrose, un rétrécissement concentrique du champ visuel pour le blanc et les couleurs, de la dyschromatopsie avec cette particularité que les champs visuels des couleurs se combinent irrégulièrement et que le rouge et le bleu sont conservés le plus longtemps.

Enfin, on fera le diagnostic avec la paralysie asthénique bulbo-spinale d'Erb, où les paralysies oculaires s'accompagnent de paralysie des muscles de la nuque et du sterno-cleido-mastoïdien avec chute de la tête en avant et avec la migraine ophthalmoplégique de Charcot, dans laquelle le début dans l'enfance, l'hémicrânie, la localisation à la troisième paire frappée en totalité et d'un côté, les récidives périodiques seront des signes suffisants pour éviter l'erreur.

CHAPITRE VII

TRAITEMENT

Nous n'envisagerons que les paralysies dues vraisemblablement à une névrite périphérique, les plus communes; quant aux paralysies d'origine centrale, elles s'accompagnent le plus souvent de lésions sur lesquelles le traitement a peu ou pas d'influence.

La cause de ces accidents étant une intoxication, le traitement devra viser d'abord à débarrasser l'organisme des poisons qui s'y trouvent et à empêcher l'introduction de nouvelles doses.

Dans l'alcoolisme, on conseillera aux malades de se débarrasser de leurs funestes habitudes et de ne plus boire. On diminuera progressivement et assez rapidement la dose quotidienne d'alcool absorbé et on arrivera à faire boire au repas du lait comme boisson habituelle en mangeant.

Comme traitement prophylactique, dans le saturnisme, on recommandera aux ouvriers qui manient le plomb les plus grandes précautions hygiéniques. Ils devront prendre de grands bains tièdes le plus fréquemment possible. Pendant le travail ils devront se protéger les mains avec des gants pour éviter, autant que possible, le contact avec les substances toxiques. S'ils sont obligés de travailler les mains nues, ils les laveront soigneusement une fois le travail fini et principalement avant les repas, en ayant soin de bien nettoyer les rainures des ongles. Ils changeront de vêtement après le travail. Enfin, on n'oubliera pas qu'ils devront s'abstenir de tout excès alcoolique et éviter de prendre des aliments ou des boissons acides pouvant donner lieu, chez les intoxiqués par le plomb, à des accidents graves comme l'a démontré M. Renaut.

Mais lorsque les accidents sont déclarés, que l'intoxication commence à se localiser du côté de l'appareil de la vision, il faut qu'ils abandonnent immédiatement et d'une manière définitive le travail qui les oblige à manipuler le plomb ou ses sels. On devra viser alors à favoriser l'élimination du poison fixé dans les tissus et, pour cela, on mettra en œuvre tous les stimulants de la circulation et des sécrétions cutanée et urinaire.

Tanquerel des Planches avait déjà signalé, comme le meilleur mode de traitement, les bains sulfureux. M. Méhu recommande les bains d'hypochlorite de soude qui paraissent avoir une grande efficacité, de même que les bains de vapeur. Mais le meilleur moyen est l'iodure de potassium, le grand dépuratif par excellence. Il est le meilleur remède dans le saturnisme chronique ; on peut d'ailleurs l'employer également dans l'alcoolisme.

Lorsque toutes les indications, relatives à l'intoxication elle-même, auront été remplies, on s'efforcera d'enrayer les progrès de la paralysie et de rappeler la contractilité musculaire par la strychnine et l'électricité. On donnera une ou deux granules de strychnine

de 1 à 2 milligrammes par jour ou on fera contre l'œil
une injection hypodermique par jour de nitrate de
strychnine de 1 ou 2 milligrammes. Si, au bout de
quelques jours, on n'a obtenu aucun résultat on
cessera.

La méthode électrothérapique varie avec les pays et
les opinions, les uns préférant les courants induits, les
autres, les courants continus. L'électricité faradique
a été préférée par la plupart des spécialistes. On élec-
trisera le nerf lésé lui-même, en appliquant un pôle à
la nuque et l'autre autour de l'orbite. Le courant sera
généralement faible et on fera des séances de dix
minutes environ tous les deux ou trois jours. On peut
essayer, avec les courants induits, de porter le courant
directement sur le muscle au moyen d'une électrode
ayant la forme d'un bouton aplati et enveloppée de
caoutchouc, que l'on introduira dans le cul-de-sac con-
jonctival après anesthésie à la cocaïne.

M. Guéneau de Mussy a préconisé l'usage des pilules
au phosphure de zinc dans les paralysies saturnines

Pour les paralysies de l'accommodation, on visera
également l'élimination du poison et on corrigera les
troubles de la vision par des verres appropriés. On
pourra faire usage des myotiques.

CONCLUSIONS

I. L'alcool et le plomb peuvent agir sur les nerfs moteurs de l'œil comme sur les autres nerfs de l'économie et donner lieu à des paralysies.

II. La paralysie peut atteindre les muscles extrinsèques comme les muscles intrinsèques.

III. Ces deux systèmes peuvent être pris simultanément ou isolément.

IV. Certains muscles isolés de la musculature externe peuvent être paralysés d'un seul côté ou des deux côtés à la fois.

V. La paralysie des muscles de l'œil peut exister, à un moment donné, indépendamment de toute autre paralysie des membres ou venir s'ajouter dans les formes généralisées.

VI. La paralysie des muscles de l'œil, dans l'alcoolisme et le saturnisme, peut être due à une cause centrale ou, le plus souvent, à une névrite périphérique (névrite simple ou dans les polynévrites).

VII. Les paralysies de cause centrale, signalées dans des cas d'intoxication alcoolique aiguë, sont presque toujours mortelles.

Les formes subaiguës et chroniques sont susceptibles de guérison.

VIII. Les paralysies qui apparaissent dans les polynévrites sont également curables.

IX. Les paralysies isolées et de l'accommodation guérissent presque toujours. Le pronostic est d'autant plus sérieux que plus de muscles sont atteints et que la paralysie est plus complète.

X. Dans toute paralysie oculaire, c'est par l'interrogatoire et les anamnestiques que l'on arrivera au diagnostic. Ce dernier doit être fait pour les paralysies alcooliques et saturnines avec les autres paralysies toxiques, les paralysies consécutives aux maladies infectieuses, dues à la syphilis, au tabes, à l'hystérie et au rhumatisme. Ces affections pouvant d'ailleurs coïncider avec le saturnisme ou l'alcoolisme, il importe de découvrir la véritable cause.

XI. Le traitement des paralysies alcooliques et saturnines comprendra : la prophylaxie, l'élimination du poison (régime lacté, iodure de potassium, bains) et le traitement de la paralysie elle-même par la strychnine ou l'électricité (courants faradiques).

Le traitement des paralysies de l'accommodation comprendra l'usage de myotiques et la correction par les verres.

BIBLIOGRAPHIE

Brissaud, Des paralysies toxiques (th. d'agrégation, 1886).

Guinon et Parmentier, De l'ophthalmoplégie externe combinée à la paralysie labio-glosso-laryngée et à l'atrophie musculaire progressive (Nouvelle Iconographie de la Salpétrière, 1890-91).

Sauvineau, Pathogénie et diagnostic des ophthalmoplégies (th. Paris, 1892.)

Baron, Considérations sur le saturnisme chez les alcooliques, (th. Paris, 1899).

Saturnisme.

Renaut, De l'intoxication saturnine chronique (th. d'agrégation, 1875).

Galezowski, Troubles visuels dans l'intoxication saturnine (Recueil d'ophthalmologie, p. 235, 1877).

Letulle, Troubles visuels dans l'hystérie saturnine (Recueil d'ophthalmologie, p. 568, 1887.)

Mme Déjerine-Klumpke, Contribution à l'étude des polynévrites en général et des paralysies et atrophies saturnines en particulier (th. de Paris, 1889.)

Mannaberg, Polynévrite saturnine des nerfs crâniens (Recueil d'ophthalmologie, 1897.)

Folker, Amblyopie saturnine, troubles oculaires dans le saturnisme (Annales d'oculistique, p. 391 et 134, 1898).

De Lantsheere-Blyckaerts, Intoxication saturnine et affections oculaires (Recueil d'ophthalmologie, 1900).

Alcòolisme.

Lancereaux, Des paralysies alcooliques (Gazette hebdomadaire de médecine et chirurgie, p. 119, 1881).

Oettinger, Étude sur les paralysies alcooliques (th. Paris, 1884).

Lilienfeld, Alkoholneuritis, Krankendemonstr. (Berl. Gesell. für Psych. und Nervenkr, 13 juillet, 1885).

Thomsen, Zur Pathologie und Anatomie der acuten alkoholischen Augenmuskellähmung nebst Bemerkungen über die anatomische Deutung einiger Symptome im Krankenheitsbilde der alkoholischen Neuritis (Berliner klinische Wochenschrift, n° 2, P. 21, 1888).

Hoffmann, Uber ein Fall allgemeiner alkohollähmung (Arch. für Psychiâtrie und Nervenkrankheiten, S. 954, XXVII.)

Boedeker, Zur Kenntnis der akuten alkoholischen Ophth. (Arch. für Psychiâtrie und nervenkrankheiten, S. 810, XXVII.)

Suckling, Ophthalmoplegia externa due to alkohol (Britisch medical journal. p. 464, 1888.)

Bernhardt, Ueber die mult. Neuritis der Alkoholisten (Zeitschrift für klin. Med., Bd. XI, S. 363, 1886).

De Mello-Viana, Recherches cliniques sur les paralysies des muscles de l'œil (th. de Paris, 1892).

Charcot, Parallèle des troubles oculaires dans le tabes, l'alcoolisme et l'hystérie (Recueil d'ophthalmologie, 1892).

Vassal, Contribution à l'étude de la paralysie alcoolique et en particulier des formes générales (th. Paris, 1892).

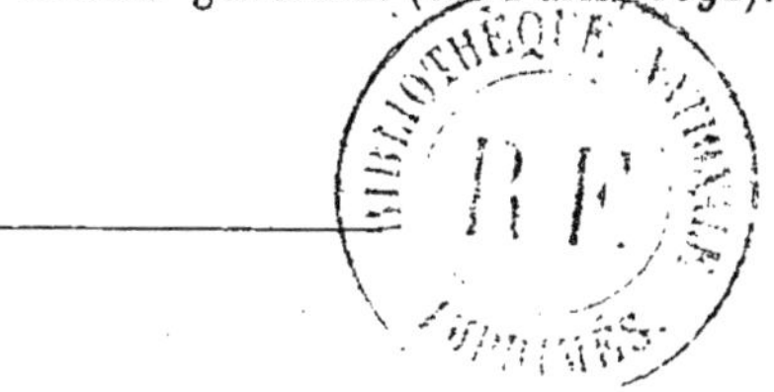

TABLE DES MATIÈRES

Lyon. — Imp. A. REY, 4, rue Gentil. — 28515